DES

TUMEURS GOMMEUSES,

Par H. VAN OORDT,

Docteur en Médecine de la Faculté de Paris.

PARIS.

J.-B. BAILLIÈRE ET FILS,

LIBRAIRES DE L'ACADÉMIE IMPÉRIALE DE MÉDECINE,

rue Hautefeuille, 19.

1859

Paris. — RIGNOUX, Imprimeur de la Faculté de Médecine,
rue Monsieur-le-Prince, 31.

TUMEURS GOMMEUSES.

En abordant l'étude des tumeurs gommeuses, je ne me suis pas dissimulé la difficulté du sujet. J'ai essayé de donner une description détaillée de ces tumeurs, en m'aidant de tous les travaux que j'ai pu trouver; j'ai cherché à déterminer la nature de ces altérations d'après les données fournies par l'anatomie générale moderne.

J'ai d'ailleurs suivi pendant deux années les savantes leçons de mon bien-aimé maître, M. Ricord; il a bien voulu me diriger dans l'étude que j'ai faite au lit des malades de son service, et par suite j'ai pu recueillir un certain nombre de cas. J'ai pensé qu'en ajoutant les quelques faits que j'ai observés à ceux déjà connus, je pourrais tracer un tableau un peu plus complet de cette maladie.

Ce qui a confirmé surtout ma décision, c'est la bienveillance que m'a montrée M. Ch. Robin, qui a bien voulu m'aider de ses conseils et donner une description encore inédite des altérations pathologiques qu'il a rencontrées dans les cas qu'il a pu examiner au microscope.

Époque d'apparition.

La tumeur gommeuse est un accident tardif de la syphilis; souvent on le voit coïncider avec des manifestations secondaires tardives, comme les syphilides profondes (rupia, etc.) et les accidents de transition ; on l'observe souvent sur des sujets portant des accidents tertiaires. Comme cause, on peut admettre la syphilis héréditaire et la syphilis acquise. Dans ce dernier cas, d'après M. Ricord, on ne l'observerait ordinairement qu'un an après l'infection ; dans certains cas cependant, marqués par une évolution rapide, on verrait apparaître cet accident dès le sixième mois.

Hâtons-nous de dire pourtant que ces cas de vérole à marche galopante sont d'une grande rareté.

Mais un temps fort long peut séparer l'époque de la contagion des accidents de cette nature, et c'est parfois après dix, quinze, vingt années et même plus, que l'on a eu l'occasion de les observer. Si dans les cas de syphilis acquise, la tumeur gommeuse apparaît à des époques assez régulières, lorsqu'un traitement n'est pas venu modifier la marche de la maladie, dans la syphilis héréditaire, les époques d'apparition sont moins bien marquées.

Ces lésions se rencontrent rarement dans le jeune âge.

Dans ces cas encore, une distinction doit être faite ; car aujourd'hui, d'après l'autorité de praticiens du plus haut mérite, les enfants présentent assez souvent les mêmes symptômes de syphilis que leurs parents, et chez eux le ruban de la maladie est déroulé au même niveau, au moment de la naissance. On conçoit alors que deux cas peuvent se présenter : ou bien la période secondaire va, chez ces enfants, parcourir toutes ses phases, et la période tertiaire viendra se manifester plus tard ; ou bien les enfants naîtront syphilitiques au troisième degré.

Dans ce dernier cas surtout, on voit parfois un temps fort long s'écouler entre la naissance et les manifestations de la maladie.

J'ai entendu M. Ricord rapporter l'exemple de deux frères qui n'avaient jamais présenté de symptômes syphilitiques dans leurs premières années, et qui eurent tous deux, à l'âge de 30 ans, à une année d'intervalle, des symptômes non équivoques de syphilis tertiaire.

Ainsi donc on peut dire que pour la syphilis acquise la tumeur gommeuse apparaît très-rarement avant le sixième mois, qu'elle peut attendre un temps beaucoup plus long pour se manifester, un an, deux ans, même plus, si un traitement insuffisant est intervenu.

Pour la syphilis héréditaire, on doit se montrer bien plus réservé dans ses affirmations. Si l'affection a débuté par les accidents secondaires, la maladie marche avec les caractères qui sont propres au jeune âge; dans le second cas que nous avons signalé, nous avons fait pressentir que l'époque de ces manifestations est marquée par des variations considérables, et qu'il serait impossible de fixer le moment de leur apparition.

SYMPTÔMES.

Il serait très-difficile, sinon impossible, de donner une description des symptômes de la lésion qui nous occupe se rapportant aux différents siéges que ces tumeurs affectent; car on prévoit facilement que ce n'est généralement, dans ces cas, qu'une symptomatologie d'emprunt. Cependant il existe des symptômes qui sont propres à ces tumeurs; et nous allons donner la description que nous avons puisée dans l'Iconographie de M. Ricord, 1851, et dans le *Traité des maladies vénériennes*, par J. Hunter, avec notes de M. Ricord, édition 1859, p. 659. Nous reviendrons ensuite sur quelques symptômes particuliers auxquels a donné lieu le siége insolite que ces tumeurs affectent parfois.

Ces tubercules, isolés ou groupés souvent en assez grand nombre, débutent par une petite tumeur d'abord à peine sensible, mais dure, adhérente à la peau ou à la muqueuse par une sorte de pédicule, mobile sur les parties sous-jacentes ou voisines; elle est quelquefois complétement libre sous les téguments et les parties sous-jacentes; indolente à la pression, mais présentant parfois des douleurs, par suite de la compression de quelques filets nerveux (obs. 3). La tumeur s'accroît lentement, devient moins dure, et plus tard presque tout à fait fluctuante. Si la marche n'est pas entravée par le traitement, elle adhère bientôt à la peau, qui, ayant conservé jusqu'alors ses propriétés normales, commence par se colorer et devient d'un rouge-brun violacé, s'amincit, et finit par se perforer dans un ou plusieurs points, et donne issue à un liquide qui ressemble à du pus ichoreux mal lié, entraînant avec lui des débris organiques (obs. 6). Nous avons donné l'examen microscopique de ce liquide, qui, quoique ressemblant en tout point à du pus grumeleux, ne présentait aucun globule de pus caractéristique.

A ces premières ouvertures, succèdent bientôt de vastes ulcérations irrégulières avec amincissement et décollement de la peau (obs. 1). Ces ulcères persistent tant que la coque du tubercule, dont la suppuration a commencé par le centre, n'est pas éliminée ; une fois ces espèces de kystes chassés, par la suppuration, des parties voisines, si aucune autre condition n'entretient les ulcères, ceux-ci marchent à la réparation, et produisent une cicatrice tout à fait analogue à celle des brûlures profondes. Parfois, au lieu de s'ulcérer, comme nous venons de le dire, les ouvertures deviennent comme fistuleuses, il s'établit une suppuration peu abondante, mais de longue durée. Les téguments restent empâtés dans toute l'étendue de la coque, indolents à la pression, sans retentissement ganglionnaire ; dans la cavité buccale et à la langue, les symptômes méritent de nous arrêter.

On rencontre assez souvent ces tumeurs dans l'épaisseur des lèvres, des joues, dans la cavité buccale, dans l'épaisseur du voile du palais, au-dessous de la muqueuse pharyngienne, et dans l'épaisseur de la langue, qui semble alors comme rembourrée de noisettes, simulant des bosselures squirrheuses, et qui, après la fonte purulente et l'ulcération, simulent le cancer, à s'y méprendre aisément. La même chose s'observe dans le scrotum ; le malade n'accuse cependant que de la gêne, mais non pas des douleurs comme dans les affections carcinomateuses.

Pour les tumeurs gommeuses qui siégent au scrotum, je ne saurais mieux faire que d'en donner la description d'après une leçon clinique de M. Ricord, 7 mai 1857. — Le début est indolent ; on observe une légère induration, limitée, sans retentissement aux parties environnantes , unique ou multiple; le testicule est tout à fait libre; épididyme et cordon sains, à moins toutefois qu'on n'observe aussi des tumeurs sur son trajet; ces gommes peuvent siéger dans le tissu cellulaire sous-cutané, ou plus profondément : la première variété est la plus fréquente; au bout d'un certain temps, elles se ramollissent et deviennent alors quelquefois douloureuses. Parvenues à la suppuration, ces tumeurs se dégorgent par une ou plusieurs ouvertures, le pus n'est pas bien lié, mais offre l'aspect d'une *nécrose du tissu cellulaire*, et, l'évolution finie, on a un ulcère à bords souvent nettement découpés, qui pourrait en imposer pour un ulcère spécifique primitif. Le temps de cette évolution peut varier beaucoup.

Ces tumeurs offrent encore quelques symptômes particuliers : lorsqu'elles siégent à la face, elles présentent une induration marquée plus nettement limitée, et elles sont adhérentes aux tissus voisins, en raison de la condensation du tissu cellulaire, plus considérable dans ces points que dans la plus grande partie du corps. Les mêmes symptômes se remarquent aussi pour les gommes du cuir chevelu.

Dans certains cas, ces tumeurs annoncent leur présence dans le voisinage des voies respiratoires par la gêne extrême qu'elles apportent dans les fonctions du larynx. MM. Ricord et Nélaton ont pratiqué l'opération de la trachéotomie dans des cas semblables pour sauver le malade.

Quand les tumeurs gommeuses siégent dans les muscles ou les tendons, elles se présentent d'abord comme des indurations plus ou moins étendues et indolentes, qui, en raison de leur développement, gênent plutôt les fonctions des muscles dans lesquels elles se rencontrent , qu'elles ne font souffrir. Elles semblent faire corps avec le muscle, elles en suivent le mouvement, la peau glisse facilement sur elles. Quand le muscle est contracté, si la tumeur est petite, elle disparaît, et redevient sensible dans le relâchement. Ce sont surtout les muscles fléchisseurs qui paraissent être affectés le plus souvent. Il y a plusieurs cas aussi dans la science, où l'on a pu en observer dans le sterno-mastoïdien (leçon clinique de MM. Ricord, Nélaton); et dans ce moment il s'en trouve un cas dans le service de M. Michon, à l'hôpital de la Pitié, où une pareille tumeur siége dans le muscle temporal, et gêne l'abaissement de la mâchoire.

Enfin la contraction du muscle n'entraîne pas de douleur et presque pas de gêne ; mais, dans le mouvement d'extension , le malade éprouve souvent de la douleur et toujours une gêne plus ou moins considérable.

Lorsque la tumeur gommeuse siége sur le périoste , elle donne lieu à une variété de périostose qui est assez souvent indolente, plus molle que la périostose plastique , et offrant , au commencement de son développement , une certaine mobilité. Le plus souvent elle se termine par une résolution franche ; dans le cas contraire , elle donne issue à un liquide séreux , séro-albumineux , ressemblant quelquefois au pus des scrofules ou, dans certains cas, au liquide synovial. Les douleurs ostéocopes peuvent manquer dans cette variété de périostose.

Nous devrions parler maintenant des tumeurs gommeuses qui ont leur siége dans les organes splanchniques , mais elles ne présentent pas de symptômes particuliers, et souvent on pourrait tout au plus les reconnaître par les symptômes concomitants et par l'influence que peut avoir le traitement spécifique sur la gêne plus ou moins grande apportée dans les fonctions de l'organe. Les observations publiées sur ce sujet ne nous permettent guère de faire une symptomatologie spéciale.

DIAGNOSTIC.

Les manifestations de la syphilis sont , d'une manière générale , assez faciles à diagnostiquer ; mais, si l'on veut préciser les accidents qui se rencontrent dans l'évolution de cette maladie, on est arrêté à chaque pas.

Ainsi la difficulté commence dès l'accident primitif ; et, comme la maladie se complique à mesure qu'elle avance, plus les accidents sont éloignés du début, plus ils tendent à se confondre avec ceux d'autres diathèses. On voit donc qu'il est essentiel de s'étendre un peu sur le diagnostic des tumeurs gommeuses produites par la maladie arrivée au troisième degré.

Comme nous l'avons vu, ces tumeurs tout d'abord peuvent se présenter sous deux aspects très-différents suivant qu'elles sont parvenues à la période de ramollissement et de suppuration, ou qu'elles sont encore dans un état de crudité avec conservation intacte des téguments.

Tumeurs gommeuses non ramollies. Le diagnostic de ces tumeurs doit être fait avec le cancer à forme squirrheuse, l'adénoïde, les kystes, les névromes, les loupes, certains anévrysmes, et les tumeurs fibreuses et osseuses.

Le *cancer squirrheux* se distinguera de la gomme par son volume généralement plus considérable, sa forme plus irrégulière, plus bosselée, ses adhérences plus grandes avec les tissus sous-jacents, les douleurs lancinantes dont il est le siége et qui n'existent pas dans la gomme. Il est des cas cependant où on serait tenté de croire à l'existence de ces douleurs; mais celles-ci ne sont pas inhérentes à la tumeur elle-même, elles viennent des parties environnantes. La tumeur elle-même peut être le siége de douleurs, d'un caractère spécial, sourdes et contuses; de plus, on sait qu'on rencontre souvent chez les syphilitiques ces phénomènes morbides qui ont pour principal caractère d'augmenter par la chaleur.

Il paraît cependant que cette erreur de diagnostic aurait été commise assez souvent pour les tumeurs du sein (1), comme l'a professé M. Maisonneuve dans une de ses leçons cliniques.

---

(1) *Des Métamorphoses de la syphilis,* par Yvaren, p. 432, obs. 117 et 118; et Richet, *Traité pratique d'anatomie chirurgicale,* p. 513; 1857.

2

Dans ces cas, pour éviter l'erreur, on doit considérer, outre les symptômes dont nous avons parlé, la rétraction de la peau au niveau de la tumeur cancéreuse, l'adhérence de ces tumeurs avec les tissus environnants, d'où une mobilité beaucoup moins étendue que pour la tumeur gommeuse ; ajoutons l'engorgement ganglionnaire et l'état de la peau, qui reste plus longtemps saine dans le squirrhe que dans la tumeur gommeuse.

Tumeurs adénoïdes du sein. D'après les caractères donnés par M. Velpeau (*Maladies du sein,* 1858), ce sont, de toutes les tumeurs, celles que l'on confondrait le plus facilement avec la gomme. Les deux, en effet, présentent un grand nombre de caractères communs : absence de douleurs, la mobilité, la forme ; mais on parviendra à les distinguer surtout par la marche beaucoup plus lente dans le cas de l'adénoïde, par l'état de la peau qui se prend plus vite dans la tumeur gommeuse ; par le volume ordinairement plus considérable des adénoïdes. Les antécédents doivent être interrogés avec soin.

Kystes. Certains kystes offrent des caractères d'une tumeur presque solide, et pourraient au premier abord être confondus avec l'affection qui nous occupe ; mais le diagnostic ne présentera pas de grandes difficultés, si l'on considère que les kystes sont très-limités, arrondis, avec conservation intacte des téguments voisins, et restent beaucoup plus stationnaires. Notons, dans le cas d'hydatides, la sensation particulière à la percussion, et, pour les tumeurs hématiques, leurs caractères propres.

Névromes. Il paraîtrait au premier abord fort inutile de faire un semblable diagnostic ; cependant il est des cas où la tumeur gommeuse siége sur le trajet d'un nerf (obs. 3), et peut en imposer pour l'affection dont je viens de parler. Il suffit d'avoir l'attention fixée sur l'erreur qui pourrait être commise pour l'éviter ; car, dans les névromes, outre les symptômes de compression qui se font sentir dans la terminaison du nerf, la pression de la tumeur elle-même détermine de très-vives douleurs, ce qui n'a pas lieu dans la tumeur gommeuse. Bientôt du reste la marche vient confirmer le diagnostic.

Loupes. Certaines de ces tumeurs peuvent présenter des caractères de la gomme; mais la marche est tellement différente, que nous croyons inutile de nous étendre sur ce sujet.

Anévrysmes. Le siége, la présence de battements, les variations de volume, les signes stéthoscopiques, les feront distinguer de la tumeur gommeuse.

Tumeurs fibreuses et osseuses. Très-souvent il sera difficile de les distinguer, car on sait que la syphilis se manifeste fréquemment par une altération de ces tissus, et que les gommes ont souvent leur siége à la surface des os et des insertions tendineuses; cependant nous allons essayer de faire le diagnostic avec les enchondromes, les périostoses et les exostoses.

Enchondromes. Cette affection se développe surtout sur la main, les phalanges; dans quelques cas rares, sur le tibia, etc., à la région parotidienne dans le testicule même et ailleurs encore. La marche de ces tumeurs est chronique, comme celle de l'affection qui nous occupe; mais elle est beaucoup plus lente encore, et les tissus qui recouvrent la tumeur peuvent rester quelquefois dix et douze ans intacts.

Périostoses. La périostose est, d'une manière générale, plus difficile à distinguer de la tumeur gommeuse.'

La *périostite simple* se distingue assez facilement : d'abord par son siége, qui peut affecter aussi bien les os profondément situés que des os superficiels; puis elle se rencontre plus souvent dans le jeune âge, et enfin elle offre les caractères des affections de nature inflamma-

toire. Pour ce qui est des périostoses syphilitiques, nous distingue-
rons, avec M. Ricord (1), trois variétés : la périostose gommeuse ,
la périostose phlegmoneuse, et la périostose plastique, qui peut donner lieu aux exostoses épiphysaires ou épigéniques. La première variété se distingue des deux autres par plusieurs caractères : elle naît
à la face externe du périoste, et conserve une certaine mobilité pendant les premiers temps ; puis elle adhère fortement à cette mem-
brane et cesse d'être mobile.

« Il n'y a pas jusqu'ici , dans la science , de cas où l'on ait vu la
tumeur gommeuse ayant manifestement son siége entre le périoste
et l'os » (Ricord). Cette tumeur n'est pas le siége de douleurs spon-
tanées, et est complétement indolente à la pression. Les autres au
contraire font tout d'abord partie de l'os ; elles sont le siége de douleurs ostéocopes, et très-souvent la pression détermine aussi ce phé-
nomène morbide. Nous pourrions ajouter que la marche peut aussi
éclairer le diagnostic ; les deux premières peuvent suppurer toutes
les deux , mais la suppuration arrive plus vite dans la seconde que
dans la première. De plus, le liquide qui s'écoule n'est pas le même
dans les deux cas. Dans la périostose phlegmoneuse, ce liquide est
du pus ; dans la périostose gommeuse, c'est un liquide particulier.
Quant à la périostose plastique, elle ne suppure jamais ; la marche
diffère assez pour ne pas la confondre.

Exostoses. Les exostoses ne pourront guère être confondues avec
les gommes ; dès le début, elles sont adhérentes aux os et immobiles.
La marche viendrait du reste bientôt dissiper les doutes, qui ne pourraient trouver une raison d'être que quand le siége est un peu plus
profondément placé qu'il ne l'est habituellement ; car sans cela, sur
les os superficiels, la dureté de l'exostose est toujours de beaucoup
plus considérable que celle de la tumeur gommeuse.

---

(1) J. Hunter, *Traité des maladies vénériennes;* édit. 1859.

Ajoutons enfin que pour toutes ces affections, il faudra considérer l'état général du malade, la forme des parties affectées, les douleurs ostéocopes, et surtout les effets du traitement employé.

Gommes ramollies. On doit faire le diagnostic avec les abcès, les
tumeurs ganglionnaires, encéphaloïdes, les furoncles même, et certaines des tumeurs dont nous avons déjà parlé, telles que certains
kystes, lipomes, etc.

Il faudrait reprendre, pour ce diagnostic, à peu près tous les mêmes
signes qui nous ont servi précédemment, et les appliquer à chacune
des tumeurs en particulier; nous n'y reviendrons pas, il ne nous
reste donc qu'à dire un mot des abcès, des tumeurs ganglionnaires
et encéphaloïdes.

Abcès. Ce n'est guère que les abcès froids qui doivent nous arrêter, car, dans les abcès chauds, l'élément inflammatoire indiquera
promptement la nature de la lésion.

Pour les abcès froids, la difficulté sera très-souvent sérieuse; il est
même un grand nombre de cas où on devra suspendre son jugement :
d'une manière générale cependant, on peut dire que la gomme présente plus d'empâtement, de dureté même, à la base que l'abcès,
et que celui-ci est plus franchement fluctuant. On aura encore, pour
se guider, l'âge, la constitution et les antécédents du malade.

Tumeurs ganglionnaires. Leur siége aidera le plus souvent au diagnostic, et plusieurs de leurs caractères rentrent dans ce que nous
venons de dire. Quelques cas rares, dépendant du lieu où la tumeur
gommeuse affectait un siége insolite, offrent des difficultés sé-
rieuses.

Citons, comme exemple, une observation de notre ami le Dʳ Calvo,
publiée dans la thèse de M. Sarrbos, 25 juillet 1853 (*Gomme du
pli de l'aine*).

Furoncles. Ici les symptômes inflammatoires et la marche de l'affection suffiront presque toujours au diagnostic.

Tumeurs encéphaloïdes. Ces tumeurs donnent souvent une sensation de fluctuation ; mais elles sont inégales, irrégulières, plus volumineuses, siégent plus particulièrement dans les glandes, le testicule, les ganglions ou l'épaisseur de la peau ; elles sont accompagnées de douleurs lancinantes, et produisent, au bout d'un certain temps, l'ulcération des tissus ; elles sont fréquemment le siége d'hémorrhagies et présentent l'engorgement des ganglions voisins.

Ajoutons, pour terminer et pour servir au diagnostic de toutes les tumeurs que nous venons de passer en revue, que les antécédents du malade et les symptômes concomitants aideront le plus souvent beaucoup à reconnaître l'accident syphilitique tertiaire

Gommes ulcérées. Cette forme de la lésion présente des analogies avec le cancroïde, l'encéphaloïde ulcéré, les ulcères simples et l'ulcère variqueux, les syphilides à forme ulcéreuse, l'anthrax à sa dernière période, le lupus.

Le *cancroïde* se distingue de la gomme ulcérée par le début, par la marche, souvent par la douleur inhérente, par l'aspect qui tranche moins sur les tissus voisins, dont les bords ne présentent pas autant la coloration cuivrée que l'on observe dans la gomme, enfin par la matière sécrétée, moins abondante dans le cancroïde.

Ces signes différentiels sont souvent à peine marqués, et, dans certains cas même, les hommes les plus compétents ont fait cette erreur de diagnostic (1) ; c'est surtout à la face, dans la cavité buccale, et au scrotum, que cette affection donne le change (2).

L'*encéphaloïde ulcéré* se distinguera par sa marche, son étendue, sa surface irrégulière, la production d'une sanie sanguinolente, l'engorgement des ganglions circonvoisins, et les douleurs lanci-

---

(1) Séance de l'Académie de Médecine, 11 octobre 1853 (*gomme de la joue*).

(2) Thèse de J.-J.-A. Buzenet, 1858 (*du Chancre de la bouche*).

nantes dont la plaie et surtout le tissu sous-jacent sont le siége ; notons l'hérédité, et surtout les antécédents du malade, dont il faut s'enquérir avec le plus grand soin dans tous les cas de ce genre et dans ceux dont il est question plus bas.

Ulcère simple et ulcère variqueux. Dans certains cas, surtout dans les ulcères qui siégent aux jambes, la plaie prend un aspect bleuâtre, à fond gris, qui ressemble beaucoup à ce que l'on voit dans la gomme ; mais le tissu périphérique est moins profondément atteint et d'une façon plus irrégulière que dans la tumeur gommeuse, où il existe une partie centrale limitée par une espèce de coque.

Les bords de ces ulcères diffèrent aussi, le plus souvent, les uns des autres, très-irréguliers dans l'ulcère simple ou variqueux, généralement plus limités dans la gomme, et assez souvent de forme circulaire.

Est-il besoin d'ajouter que, pour les ulcères variqueux, l'on constate la présence de veines plus ou moins dilatées sur le membre affecté ? Les commémoratifs, le mode de développement de ces ulcères, fourniront aussi de précieux renseignements (1).

Syphilides à forme ulcéreuse. Ce n'est que pour mémoire que nous citons ces affections, telles que par exemple certains cas de rupia, etc.

L'anthrax présente un bourbillon et surtout une marche aiguë qui ne permettent pas de confondre ces deux affections.

Lupus ulcéré. Ces ulcères sont superficiels, à surface molle, violacée, fongueuse, surmontant des tissus mous, comme œdémateux, dans lesquels ils se perdent, sans délimitation bien nette (2).

---

(1) *Métamorphoses de la syphilis,* par Yvaren, obs. 131.
(2) *Traité des syphilides,* par A. Cazenave, p. 566 ; 1843.

HISTOLOGIE.

Pour faire aussi complétement que possible cette partie de notre travail, nous avons recherché ce qui a été fait recemment sur ce sujet, et nous reproduisons les travaux si remarquables sur l'histologie des tumeurs gommeuses, publiés par MM. Lebert, Verneuil et Robin, dans les *Bulletins de la Société anatomique.*

1851. *Observation de M. Dufour,* recueillie dans le service de M. Cazenave, hôpital Saint-Louis.

Le sujet était une femme morte à 52 ans, présentant des accidents syphilitiques (1).

Nous nous bornons à donner ici le rapport de M. Lebert et son examen microscopique des lésions :

« 1° Les os de la voûte du crâne présentent, outre la perte de substance indiquée par M. Dufour, un aspect vermoulu, une infiltration par un tissu, que nous décrirons plus loin à propos des tumeurs gommeuses. Cette infiltration est réunie par places très-limitées ne dépassant pas le diamètre d'une lentille, n'occupant jamais une grande étendue.

« 2° A la face profonde du cuir chevelu, dans l'épaisseur même d'un des muscles temporaux, on rencontre un grand nombre de tumeurs gommeuses qui offrent des caractères si remarquables qu'il est impossible de confondre cette lésion avec aucune autre ; tous les tissus, jusqu'à l'épiderme du cuir chevelu, sont le siége, à ce niveau, d'une injection vasculaire marquée, sans ecchymose; le péricrâne est épaissi ; ces tissus sont infiltrés de sérosité.

« Les tumeurs gommeuses sont aplaties, rondes ou de forme irrégulière, d'une couleur jaunâtre, pâle, comparable à celle de la matière tuberculeuse, un peu lisse, comme le tissu adipeux ; elles sont élastiques. En grattant la surface d'une coupe de ce tissu, on ob-

____

(1) *Bulletins de la Société anatomique,* 1851, p. 139.

tient un suc blanchâtre, qui, examiné de près, se compose d'un grand nombre de grumeaux blanchâtres. Ces tumeurs existent en grand nombre à la face inférieure du cuir chevelu, réunies par place au nombre de 7 ou 8; elles ont les dimensions suivantes : épaisseur, 5 à 6 millimètres; longueur, 15 millimètres et au-dessous; largeur de quelques millimètres à 1 centimètre ; l'épaisseur moyenne est de 2 à 3 millimètres : aussi les lames profondes du derme offrent-elles leur caractère normal.

« Nous avons cherché à connaître la nature intime de ce tissu, qui offrait quelque point de ressemblance avec le tubercule de l'encéphaloïde. L'examen microscopique nous a montré dans ces tumeurs gommeuses les caractères suivants : une trame fibreuse, à larges mailles, et constituée par des fibres élastiques, pâles, laissant dans leurs intervalles de grands espaces remplis par une substance homogène, granuleuse, dont les parties élémentaires sont moins adhérentes les unes aux autres que dans le tubercule.

« La dimension de ces granules ne dépasse point $0,005^{mm}$; ils sont arrondis et contiennent une substance homogène irrégulièrement grenue; quelques corpuscules plus grands atteignent $0,0075^{mm}$, à paroi pâle et irrégulière, et paraissant contenir un noyau arrondi. Nos études assez nombreuses sur les lésions produites par la syphilis ne nous autorisent pas à admettre l'existence d'un type syphilitique spécial, d'un élément cellulaire propre à la syphilis. Peut-être, lorsque des études histologiques des gommes auront été répétées souvent, pourra-t-on admettre un tissu spécial; mais aujourd'hui nous ne pouvons pas professer cette opinion. Mais on doit, en anatomie pathologique, remarquer qu'un produit morbide peut présenter un caractère spécial, non par le caractère de sa composition moléculaire, mais par le groupement spécial d'éléments qui lui sont communs avec beaucoup d'autres lésions. »

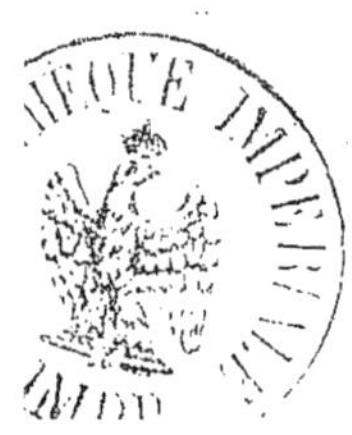

3

1852. *Obs. de M. Depaul, d'un enfant présentant des altérations syphilitiques diverses* (1).

Examen microscopique de M. Lebert. Le poumon présentait une densité insolite; M. Lebert, dans un examen microscopique, y démontre :

« Au milieu d'une charpente formée par la trame pulmonaire mêlée d'éléments fibro-plastiques, se trouve une substance diffuse, molle, pulpeuse, et dans laquelle on trouve beaucoup de petites cellules qui ne sont ni des éléments cancéreux, ni tuberculeux, mais qui ressemblent en tout point aux cellules que l'on rencontre dans les gommes syphilitiques..... »

1855. M. Ch. Robin présente une observation très-curieuse (2); nous la donnons *in extenso,* ainsi que l'examen microscopique, fait par M. Verneuil, de trois tumeurs venant de ce sujet. On trouvera aussi à la suite une note détaillée que notre affectionné maître M. Robin a eu la bienveillance de nous communiquer, et qui résume ses observations particulières et inédites sur ce sujet :

« M. Robin montre des tumeurs gommeuses recueillies sur le cadavre d'un malade qui vient de succomber dans le service de M. Rostan, et qui, ayant contracté un chancre il y a quatorze ans, ne l'avait traité que par de l'eau blanche.

« Il existait des gommes à la région sterno-claviculaire, dans le corps de plusieurs muscles, dans le tissu intermusculaire, près de l'anus, etc. ; ce sont des tumeurs d'un gris sale ou rosé, donnant du suc à la pression, et dont la substance est formée de globules arrondis, sans structure appréciable. Dans les gommes qui siégent dans les

---

(1) *Bulletins de la Société anatomique,* 1852, p. 21.

(2) *Bulletins de la Société anatomique,* mars 1855, § 26.

muscles ou sous la peau, on voit, en outre, des molécules de matière amorphe et des gouttelettes de graisse ; à peine y trouve-t-on quelques corpuscules fibro-plastiques ; ceux-ci sont un peu moins rares dans les tumeurs dont la coloration rosée est plus prononcée, et c'est surtout au voisinage des parties saines que l'on rencontre ces éléments.

« M. Verneuil a examiné trois tumeurs gommeuses provenant de ce sujet, l'une appartenant à la région mammaire, deux autres, et ce siége est remarquable, au pancréas. Celle du sein, soudée avec la peau qui commençait à se perforer, reposait sur le grand pectoral, auquel elle adhérait à peine ; elle avait 6 centimètres de diamètre et 3 d'épaisseur ; son tissu, à l'œil nu, rappelait l'encéphaloïde ramolli, on en faisait suinter à la pression un suc abondant, crémeux, lactescent, miscible à l'eau ; il suffisait de promener l'ongle sur la coupe pour enlever par la raclure une certaine quantité de cette matière pultacée.

« Au microscope, on y découvrait d'une manière uniforme de petits globules réguliers, de même volume que ceux de la lymphe (4, 5 et même 6 millièmes de millimètre) ; quant à la trame de la tumeur, elle était formée par des mailles irrégulières du tissu cellulaire ; les globules en question n'avaient aucune analogie de forme, de dimension, d'aspect, avec les noyaux du cancer ; ils ne ressemblaient pas davantage à ceux de l'épithélium ; ils différaient aussi, par leur dimension extrêmement variable, des globules de la lymphe, avec lesquels cependant ils présentaient le plus d'analogie ; mais le seul fait d'absence de ganglions dans les points occupés par les tumeurs suffit pour éviter toute confusion à ce sujet. L'élément histologique dont ces globules peuvent être rapprochées sont les noyaux ronds de cellules fibro-plastiques qui, bien distincts du noyau allongé en grain de blé, ont été désignés par M. Robin sous le nom de *cytoblastion*. D'ordinaire les cytoblastions se rencontrent associés à des corps fibro-plastiques fusiformes ; dans les tumeurs gommeuses qui sont mises sous vos yeux, ils paraissent constituer à eux seuls toute la production morbide, car c'est à peine si l'on découvre quelques rares éléments fibro-plastiques complets. »

Nous terminons par la note que M. Robin nous a communiquée :

« Les tumeurs gommeuses que j'ai eu l'occasion d'observer et qui m'ont été apportées soit de différents hôpitaux, soit recueillies par moi sur un cadavre de l'École pratique qui en présentait plusieurs, les unes petites, les autres plus volumineuses, m'ont offert les particularités suivantes de texture. Les plus petites étaient formées d'un tissu tantôt uniformément gris, demi-transparant, tantôt d'un gris rosé, avec ou sans stries grisâtres plus opaques. Le tissu était d'une consistance comparable à celle du foie un peu induré ; il était friable et se déchirait sans présenter d'aspect filamenteux, si ce n'est vers la surface, où il se confondait peu à peu avec le tissu cellulaire ambiant ; dans un cas, en particulier, il écartait les faisceaux du deltoïde, vers le bord interne duquel la tumeur était placée ; cette transition d'un tissu à l'autre était d'ailleurs assez brusque, quant à l'aspect extérieur des deux tissus et quant à l'aspect filamenteux du tissu cellulaire. Les tumeurs dont il s'agit étaient constituées exclusivement de la manière suivante :

« On y trouvait beaucoup de cytoblastions constituant environ les 7 ou 8 dixièmes de la masse morbide. Ces éléments anatomiques étaient plongés dans une substance amorphe finement granuleuse. Cette matière amorphe était demi-transparente, dépourvue de granulations graisseuses. Dans cette matière il n'existait pas ou presque pas de fibres du tissu cellulaire ; elles étaient isolées, non disposées en faisceaux ; çà et là étaient de rares fibres élastiques, on y trouvait aussi quelques vaisseaux capillaires, il ne s'y trouvait qu'un très-petit nombre de noyaux ovoïdes embryoplastiques, et très-peu de corps fusiformes.

« Des tumeurs plus volumineuses, molles, sans être tout à fait diffluentes, offraient l'aspect gélatiniforme qui les a fait comparer à une matière gommeuse ; leur tissu donnait au toucher la sensation d'une matière glutineuse, sans toutefois atteindre la viscosité des mucus.

« Ce tissu demi-transparent n'offrait pas, d'une manière uniforme, cet aspect ; dans certains points il présentait des portions d'un gris jaunâtre, analogue à celui qu'aurait pu produire une infiltration de pus. Le tissu interposé, demi-transparent, gélatiniforme, était tantôt incolore, d'autres fois offrait une teinte rosée ou une teinte jaunâtre, analogue à de la gélatine mal purifiée. Dans le tissu des tumeurs offrant cet aspect, se rencontraient les mêmes éléments décrits plus haut ; seulement la matière amorphe interposée aux cytoblastions et autres éléments était beaucoup plus abondante, plus molle, facile à écraser entre les deux lames de verre, moins granuleuse, plus transparente ; c'est à elle que le tissu devait principalement son aspect gélatineux et sa demi-transparence ; c'est à sa mollesse aussi qu'il devait sa consistance particulière ; quant aux parties jaunâtres, d'aspect purulent, elles ne renfermaient pas de pus, mais seulement de nombreuses granulations jaunâtres, de nature graisseuse, très-petites, mais nombreuses et rapprochées les unes des autres.

« Ce sont des tumeurs à cette période qui sans aucun doute ont fait donner le nom de gomme à ces produits morbides.

« Quant au tissu des tumeurs plus volumineuses que les précédentes, dont il me reste à dire quelques mots, il présentait la même consistance que celle des précédentes, sans toutefois être gluant comme elles. Ce tissu offrait néanmoins la même texture, était également peu vasculaire, il semblait proportionnellement plus riche en cytoblastions, et renfermait moins de matière amorphe ; mais son opacité et sa couleur étaient dues sans aucun doute à la quantité considérable de granulations moléculaires graisseuses, uniformément distribuées entre les éléments précédents. »

M. Robin note en outre, comme résultat de ses observations sur la texture de ces productions, comparée à celle d'autres tumeurs, qu'elles ne peuvent pas être considérées comme une maladie du tissu cellulaire spécialement, mais comme une production d'une texture particulière, spécifique en quelque sorte sous ce rapport, comme la cause qui en a suscité le développement.; bien que les éléments anatomiques qui les composent se rencontrent soit dans des tissus sains, soit dans des tumeurs d'espèces différentes.

SIÉGE.

Ces tumeurs ont été rencontrées dans les régions très-pauvres en tissu cellulaire, sinon privées de ce tissu, telles que les parois musculaires du cœur, etc., aussi bien que dans le tissu cellulaire lui-même.

Ainsi aucun des tissus de l'économie ne semble devoir être à l'abri des tumeurs gommeuses ; on en a trouvé, en effet, dans presque tous les points du corps : dans le tissu cellulaire sous-cutané, dans le tissu sous-muqueux, dans les muscles, dans les mamelles, dans les organes internes, le cœur, le foie, les poumons, le cerveau, etc. Le siége le plus fréquent est dans le tissu cellulaire sous-cutané des membres, là où il est le plus dense.

NATURE.

Nous allons essayer de nous former une opinion sur ce sujet d'après les travaux très-importants qui nous sont connus. Si l'on examine le siége le plus fréquent de ces tumeurs, on est porté à croire que leur développement se fait uniquement dans le tissu cellulaire. En effet, c'est surtout sous la peau, dans la partie profonde du derme, que la maladie se manifeste habituellement. On les rencontre dans les organes plus profondément placés, mais là encore le tissu cellulaire est assez abondant pour qu'on admette que c'est à ses dépens que la production morbide s'est faite, et si les tissus de l'organe lui-même semblent attaqués, on peut expliquer cette apparence par le refoulement, l'atrophie, la disparition même de quelques-unes de ses parties.

Ainsi, par exemple, lorsque la tumeur existe dans les tendons, quelquefois les fibres sont écartées, dissociées comme aurait pu le faire une hypertrophie partielle du tissu tendineux. On a noté, il est vrai, dse cas, comme on en trouve par exemple dans les travaux de M. Bouisson (1), où le tissu musculaire semble être atteint, comme cet auteur tend à le prouver. Cependant la lecture de ces travaux ne nous a pas converti à cette manière de voir, et nous croirions plutôt que, même dans ces cas, la fibre musculaire ne participait pas primitivement à l'altération. M. Cazenave admet néanmoins que c'est le tissu cellulaire interfibrillaire qui est atteint (2).

Il est, d'un autre côté, un siége où il est plus difficile de prononcer dans ce sens, nous voulons parler du siége de ces tumeurs dans les muscles où il entre très-peu de tissu cellulaire, tel que l'enveloppe musculeuse du cœur (3). Là, en effet, l'examen de la lésion, à ces diverses phases d'évolution, démontre : 1° qu'elle est formée d'éléments anatomiques beaucoup plus petits que les faisceaux musculaires ; 2° que ces éléments sont placés entre ceux-ci, les écartent, les compriment certainement, et en déterminent manifestement l'atrophie, sans en être une provenance directe. Les cytoblastions associés aux éléments dont nous avons parlé, et dont il est

---

(1) *Tribut à la chirurgie;* Montpellier, 1858.

(2) *Traité des syphilides,* par M. A. Cazenave, 1843 ; art. *Tumeurs gommeuses.*

(3) *Iconographie* de M. Ricord, obs. 29 ; 1851. Voir aussi *Bulletins de la Société anatomique,* janvier 1856 ; observation de M. Lhonneur, *Tumeur gommeuse du cœur droit et du cordon.*

encore question dans l'observation 7, composent ainsi un tissu particulier, distinct de ceux au sein desquels il naît, musculaire, cellulaire ou autres ; il comprime et écarte ces derniers ; il en prend la
place sans en être une dérivation directe. Ces éléments naissent là
sous l'influence d'une cause spécifique générale ; état général dû à
la généralisation de la syphilis ; ils naissent d'après les lois propres
à la genèse des éléments anatomiques des tissus en général, dont
nous n'avons pas à parler ici d'une manière spéciale.

La production de ces tumeurs est due surtout à la génération
des cytoblastions, accompagnés d'une quantité plus ou moins considérable de matière amorphe granuleuse. Ces éléments peuvent
se rencontrer dans des tumeurs nées sous d'autres influences que la
syphilis, mais ils s'y trouvent en d'autres proportions et accompagnant comme parties accessoires des éléments d'une ou plusieurs
autres espèces. Ici, avons-nous dit, ces éléments naissent sous l'influence d'une cause déterminée : la syphilis. Le tissu cellulaire
semble être celui qui offre les conditions les plus favorables à leur
génération, mais ils ne naissent pas aux dépens de ce tissu. Il n'est
point de raison pour que les tissus, autres que le tissu cellulaire, ne
puissent offrir également les conditions nécessaires à leur naissance.

D'après ce que nous venons de dire, nous sommes très-porté à
admettre cette dernière opinion, qui résume nos notes du cours
de M. Robin ; elle exprime le mieux les résultats des observations
les plus précises sur le développement de cette altération dans les
principaux tissus du corps humain et sur la composition anatomique des tumeurs gommeuses elles-mêmes en particulier.

On y rencontre, en effet, toujours la même espèce d'éléments,
entre lesquels il n'existe qu'une trame très-accessoire (un dixième
environ de la masse) de tissu cellulaire. Si on ne peut pas admettre
leur provenance primitive du tissu cellulaire, à plus forte raison
ne peut-on pas admettre celle des autres tissus.

Nous devons faire remarquer, comme du reste l'a déjà fait M. Robin (1), que l'expression de dépôt plastique ou production plastique ne doit plus être employée pour désigner des tissus morbides dont la nature est actuellement bien déterminée. Ces expressions souvent usitées pour désigner les tumeurs gommeuses sont en effet très-vagues, n'indiquent rien de précis, et surtout ont été appliquées à des tissus pathologiques de nature très-diverse; il est facile de reconnaître, en lisant les auteurs qui s'en sont servis, qu'elles ont pour chacun d'eux un sens assez différent, qu'elles ne désignent point un seul et même produit morbide, et parfois même, il est impossible d'arriver à pouvoir déterminer l'espèce d'altération que l'on a voulu indiquer sous cette dénomination.

MARCHE, DURÉE, TERMINAISON.

La marche des tumeurs gommeuses est, d'une manière générale, essentiellement chronique. Pour bien étudier cette marche, nous la diviserons en trois périodes :

La *période de formation*, durant laquelle la tumeur est encore dure ;

La *période de ramollissement,* sans ulcération de la peau ;

Et enfin la *période d'ulcération*.

La *première période* commence, comme nous l'avons vu, après un temps variable, mais toujours long, à la suite des accidents primitifs ; ainsi elle peut commencer six mois, une ou plusieurs années, après le début de la maladie.

La tumeur, très-peu volumineuse d'abord, n'offrant que la sensation d'un empâtement circonscrit, augmente peu à peu, sans jamais atteindre un très-gros volume, et offre alors au toucher une déli-

---

(1) *Dictionnaire de Nysten,* 11ᵉ édit., art. *Production.*

mitation plus nette sur les tissus voisins. Cet état persiste pendant un temps variable, suivant le siége, suivant la constitution et la profession de l'individu, suivant aussi que le malade a fait ou non un traitement général ou local. Cet état peut persister deux ou trois mois ; puis arrive la deuxième période.

Deuxième période. La tumeur devient moins dure ; elle donne au doigt la sensation d'un tissu mollasse se laissant déprimer sous le doigt, conservant même un peu d'empreinte ; on sent la périphérie moins nettement accusée ; la tumeur devient de plus en plus molle et ressemble alors beaucoup à certains abcès froids. Cet état persiste beaucoup moins longtemps que le premier, et on ne tarde pas en effet à voir la peau changer de coloration, devenir légèrement violacée, et contracter des adhérences avec la tumeur. La coloration de la peau se prononce de plus en plus, passe au brun foncé, et même, dans certains cas, elle prend l'aspect cuivré ; les téguments s'amincissent, et la tumeur arrive à la période d'ulcération. Celle-ci peut commencer de deux manières : ou bien il se fait une espèce de crevasse centrale avec décollement périphérique, sortie d'une matière d'aspect purulent ou séro-sanguinolent, ou d'une matière d'apparence visqueuse, jaunâtre, avec de petits grumeaux semblables à ceux qu'on rencontre dans un pus mal lié ; ou bien la peau se perfore en plusieurs endroits, d'où s'échappe le même liquide. Les ponts qui relient ces ouvertures se détruisent et laissent à découvert une plaie excavée, d'un fond grisâtre, sanieux, donnant parfaitement l'idée de celles qu'on observe à la suite de l'ecthyma profond ou du rupia syphilitique (Ricord). Telle est la marche que suivent d'habitude ces tumeurs, si, comme nous l'avons dit, rien ne vient l'entraver ; mais fort heureusement les deux dernières périodes peuvent manquer, si l'on a fait suivre au malade un traitement approprié.

Terminaison. Trois modes de terminaison peuvent se présenter.

La maladie peut être arrêtée dès son début : la tuméfaction diminue, puis disparaît complétement. Si elle arrive à la deuxième période, là encore elle peut rétrograder, et on voit de ces tumeurs, manifestement fluctuantes, s'affaisser et se résoudre. Lorsque la maladie est arrivée à sa troisième période, lorsque la coque s'est vidée sous l'influence des topiques et du traitement par l'iodure de potassium, la plaie se recouvre de bourgeons charnus, la coloration périphérique disparaît, et la cicatrice se forme. Cette guérison, dans certains cas, se fait très-rapidement, quinze jours ou trois semaines suffisent; mais, dans d'autres cas au contraire, la plaie reste longtemps stationnaire, n'envahissant ni ne rétrogradant, et cet état peut persister plusieurs mois. Ajoutons que ces cas se produisent surtout chez les individus strumeux, comme M. Ricord le professe, et il ajoute que chez ces sujets la tumeur arrive presque toujours à suppuration.

La cicatrice que laissent après elles les tumeurs gommeuses suppurées est indélébile et offre tout à fait l'aspect des cicatrices de brûlures profondes.

Une terminaison, rare il est vrai, est la terminaison par la mort; celle-ci se rencontre dans les cas de tumeurs siégeant sur des organes essentiels à la vie, dont elles entravent les fonctions, ou bien quand, ayant suppuré, elles amènent des désordres dans ces mêmes organes (1).

PRONOSTIC.

De toutes les manifestations tertiaires de la syphilis, la tumeur gommeuse est, sans aucun doute, celle qui cède le plus facilement à un traitement bien dirigé; mais la cause qui a suscité son développement dénote une constitution profondément altérée, ou

---

(1) *Iconographie* de M. Ricord, obs. 29, et obs. 7, à la fin de notre thèse.

plutôt imprégnée du virus syphilitique, et comme tel le pronostic devra être posé avec des réserves, car trop souvent observe-t-on cette lésion sur des malades qui ont été réfractaires à un traitement, ou bien sur d'autres qui ont négligé de traiter le début de la maladie par une médication appropriée. On devra donc, se garder de prononcer d'une manière absolue. Le pronostic doit encore être subordonné à la marche que la tumeur a suivie, à son volume, son siége, et aux désordres que par cela même elle a pu amener dans la fonction d'organes importants à la vie.

Nous avons déjà noté la fâcheuse influence d'un tempérament strumeux, et que chez des sujets qui offrent cette fâcheuse complication la suppuration arrive presque toujours, tandis que dans le cas contraire la vérole, qui est essentiellement plastique, n'amène pas ce résultat. Les délabrements causés par la suppuration et l'ulcération offrent à peu près le même pronostic que les brûlures profondes, car les cicatrices résultant des gommes ulcérées en offrent presque tous les caractères.

Le siége affecté par ces tumeurs, dans des organes profonds et importants, forcerait dans ces cas à prononcer un pronostic fâcheux; mais hâtons-nous de dire que ce n'est que dans les cas où la lésion serait méconnue ou ignorée, car la puissance du traitement bien dirigé laisserait même encore dans ces cas, reconnus à temps, l'espoir d'arriver à la guérison.

TRAITEMENT.

Le traitement doit se diviser en traitement général et traitement local.

Traitement général.

Certains médicaments ont, dans des cas pathologiques bien déterminés, des effets incontestables et qui se produisent sinon dans tous les cas, au moins dans le plus grand nombre, et l'on peut dire que ceux qui résistent à leurs effets sont l'exception, et les autres, au contraire, la règle. Nous pouvons considérer l'iodure de potassium comme étant un de ces médicaments précieux qui doivent rendre de si grands services dans la cure des maladies.

M. Ricord, le premier, sut parfaitement distinguer les cas dans lesquels l'iodure de potassium a le plus d'action : c'est dans les accidents tertiaires de la syphilis ; il est tellement convaincu de ses propriétés curatives dans ces cas, qu'il dit que c'est le *currus triumphalis* de ce médicament. Mais, de même qu'on échoue souvent dans les effets que l'on veut produire, parce que l'on n'emploie pas le remède suivant une bonne méthode, de même l'iodure de potassium donne souvent des résultats incomplets, parce que son mode d'administration n'est pas parfaitement bien connu par un grand nombre de médecins, qui ont rarement l'occasion de l'appliquer.

Nous croyons que la meilleure méthode qu'on puisse employer, parce que nous l'avons vue réussir très-souvent, est celle qu'emploie notre maître, M. Ricord. Il commence par 2 grammes par jour, qu'il continue plusieurs jours consécutifs ; puis il augmente de 1 gramme jusqu'à ce qu'il arrive à la dose de 6 grammes, qu'il ne dépasse que très-rarement. M. Cullerier administre ce médicament de la même façon, en commençant par 1 gramme pour arriver au même point.

Faut-il, comme quelques auteurs le recommandent, associer le mercure à l'iodure de potassium pour le traitement des accidents tertiaires? Nous croyons qu'il faut distinguer les cas dans lesquels l'accident tertiaire existe seul, de ceux où concurremment il existe encore quelques accidents tardifs. Dans ce dernier cas, en effet, on devra associer ces deux médicaments, et le plus souvent la marche de la maladie sera beaucoup plus rapide vers la guérison, que si on employait l'un ou l'autre séparément.

Il est bon d'associer l'iodure de potassium aux amers et aux ferrugineux, car souvent l'affection que nous décrivons survient chez des individus dont la constitution a été affaiblie et qui offrent quelquefois un état d'anémie assez considérable. Une bonne hygiène et un régime tonique devront donc en outre être prescrits.

Traitement local.

Quand la tumeur n'est pas ulcérée, il faut bien se garder de l'ouvrir, quand même elle offre une fluctuation manifeste; on badigeonnera la tumeur avec la teinture d'iode pure deux fois par jour, et on fera dans l'intervalle des frictions avec la pommade mercurielle. L'emploi des vésicatoires a été souvent conseillé et peut, dans la première période de la maladie, donner de bons résultats. Quand la tumeur gommeuse est ulcérée, on emploiera, comme précédemment, le traitement général, et là aussi le traitement local aura une grande efficacité. Si la plaie est un peu profonde, on fera des injections iodées; si elle est superficielle, il suffira d'appliquer cette solution (à 2 pour 100) avec un pinceau ou de la charpie imbibée: dans ce cas, on se trouve encore bien du cérat opiacé et quelquefois de la pommade au calomel. Le plus souvent, sous l'influence de cette médication, on verra les accidents disparaître. Dans quelques cas, la guérison ne se fera pas longtemps attendre, et des gommes manifestement fluctuantes pourront disparaître dans l'espace d'un mois. Dans d'autres au contraire, surtout dans les cas de complication strumeuse, la guérison est plus difficile à obtenir.

OBSERVATION Ire.

G. E....., âgé de 31 ans, tempérament lymphatique, bonne constitution; entre, le 22 octobre 1852, à l'hôpital du Midi, service de M. Ricord, salle 1re, lit n° 25.

En 1841 et 1843, uréthrite sans épididymite, de durée éphémère.

En 1847, chancre sur le gland, adénite suppurée à droite; pas d'accidents consécutifs. — Injection de nitrate d'argent dans le bubon; pilules de proto-iodure de mercure, une quarantaine à peu près.

En 1848, chancre du reflet du prépuce *induré* et gangréneux, diagnostiqué par M. Ricord ; pas d'adénite suppurée. Traitement prescrit par M. Ricord : pilules de proto-iodure de mercure, pommade au calomel comme pansement. Le malade ne se souvient pas s'il a eu de roséole à cette époque, ni d'autres symptômes. Quelque temps après, ulcérations sur le prépuce, plaques muqueuses anales et gutturales, que le malade faisait disparaître avec de la poudre de calomel ; en même temps le malade suivit très-irrégulièrement son traitement mercuriel ; tantôt il prenait du protoiodure, tantôt du bichlorure.

En 1851, au mois de mai, syphilide pustuleuse, ecthyma des jambes, discret ; à l'endroit des pustules, on voit aujourd'hui des plaques cuivrées de la grandeur d'une pièce de 1 franc ; elles commencent à perdre leur couleur.

État actuel. 1° On distingue encore au toucher une induration en voie de résolution, à l'endroit où siégeait le chancre infectant, de consistance gélatineuse. Petites ulcérations secondaires (espèces de gerçures) tout autour du reflet du prépuce, sécrétant à peine. 2° A quelques centimètres de la clavicule, dans le triangle sus-claviculaire gauche, on voit une surface rouge, maculée, dont l'étendue égale la grandeur d'une pièce de 2 francs : la peau qui la circonscrit est blanche et conserve toutes ses propriétés normales. Presque au centre de cette surface maculée, on distingue trois ouvertures où la peau est ulcérée et laisse voir un fond jaunâtre suppuré ; chaque ouverture est entourée par un cercle dur, de tissu cicatriciel. Le malade nous dit qu'au commencement de juin 1852, il constata une petite grosseur comme une noisette, qui roulait sous la peau, laquelle avait conservé tous ses attributs normaux. A la fin d'août, la peau s'est légèrement colorée, la tumeur s'est ramollie, les téguments livrèrent passage à une petite quantité de pus ; la suppuration, lente et progressive, a continué pendant deux mois. M. Ricord confirme le diagnostic de *tumeur gommeuse.* 3° A la région sous-hyoïdienne, à gauche de la ligne médiane, on voit une ulcération triangulaire, anfractueuse, irrégulière, de la grandeur d'une pièce de 2 francs ; le fond est grisâtre et couvert de pus ; les parties environnantes sont empâtées , surtout en bas , et l'on distingue un prolongement caudal de 2 centimètres. Le malade nous rapporte que cette ulcération a été précédée par une tumeur en tout semblable à la précédente, indolente, roulant sous la peau , qui n'était aucunement changée. Cette tumeur devint le siége d'une grande fluctuation , signe que la tumeur précédente n'a pas présenté ; la peau se perce et donne issue à un flot de pus tout d'un coup ; depuis lors elle suppure à peine. 4° Alopécie très-considérable, ulcération des deux narines avec suppuration abondante ; on distingue sur la cloison médiane du côté droit une ulcération profonde, rougeâtre, qui menace de faire communiquer les deux narines ; le malade se plaint de son nez depuis deux mois.—2 grammes d'iodure de potassium par jour, tisane amère ; cérat opiacé pour pansement.

Le 25 octobre, *inoculation* avec le pus de l'ulcération sous-hyoïdienne sur le bras droit.

Le 28. Un peu de rougeur autour de la piqûre d'inoculation par l'âcreté ammoniacale du pus, mais pas de pustule caractéristique ; on prévoit le résultat négatif.

Le 29. Résultat négatif confirmé.

Le 13 novembre. Cicatrisation complète de l'ulcère du cou ; celle de la région sous-hyoïdienne est tout à fait comblée de bourgeons charnus saillants.

Le 22. Cautérisation au nitrate d'argent de quelques bourgeons très-volumineux , dépassant les bords de la plaie ; coryza, écoulement nasal.

Le 7 décembre. Injection dans le nez avec une solution iodée à 3 p. 100 ; plaie de la région sous-hyoïdienne cicatrisée.

Le 20. Sortie du malade *guéri*.

(Cette observation a été recueillie par M. le Dr Zambaco.)

OBSERVATION II.

J....., âgé de 65 ans, tempérament lymphatique, constitution faible; entre, le 13 avril 1858, à l'hôpital du Midi, service de M. Ricord, salle 5, n° 8.

Le malade contracta un chancre en 1829 et présenta pendant dix ans des accidents syphilitiques divers : syphilides, exostoses ; etc. ; se traita très-irrégulièrement, et fit des excès.

Depuis 1840, aucun accident, lorsqu'il y a quarante-cinq jours, il découvrit à la région malaire gauche une tumeur regardée comme gommeuse et traitée comme telle par M. Ricord.

État actuel. A la région malaire gauche, une tumeur grosse comme une noix, sans changement de couleur de la peau, indolente et manifestement fluctuante. En dehors du muscle sterno-mastoïdien droit, autre tumeur, grosse comme un petit œuf de poule, qui s'enfonce sous la clavicule, de telle sorte qu'on ne peut l'isoler complétement, cette tumeur ne paraît exercer aucune compression sur le faisceau vasculaire et nerveux situé à ce niveau. Cette tumeur est indolente, fluctuante, sans changement de coloration de la peau et sans adhérence avec elle.

Autre tumeur analogue, mais plus petite, dans l'épaisseur du muscle jumeau interne de la jambe droite, à la réunion du tiers moyen avec le tiers supérieur de la jambe.

A la deuxième phalange du petit doigt de la main gauche, tumeur qui occupe toute la circonférence du doigt à ce niveau; elle est fluctuante à la face palmaire.

Exostose qui occupe la moitié inférieure du tibia droit, parfaitement appréciable à cause de la position superficielle de l'os; on constate que la circonférence du membre est de 22 centim. à droite et 19 seulement à gauche. — 3 gram. d'iodure de potassium par jour; au bout de quinze jours, on arriva à 6 gram., et l'on continua cette dose.

Le 29 avril, les tumeurs gommeuses ne paraissent pas diminuer; celle de la région malaire s'ouvre et laisse suinter du pus séreux.

Le 31. La tumeur de la région malaire continue à donner lieu à un léger suintement. Plusieurs autres tumeurs se sont accrues, et particulièrement celle de la région sus-claviculaire et celle du petit doigt; celle-ci est devenue très-douloureuse et manifestement fluctuante. On constate aussi de nouvelles tumeurs; ainsi une s'est développée au niveau de l'angle de la mâchoire à droite; enfin des douleurs vives, accusées par le malade, dans la région scapulaire, attirent l'attention de ce côté, et on y découvre deux autres tumeurs fluctuantes, situées l'une dans la fosse sus-épineuse, l'autre dans la fosse sous-épineuse, et gênant le mouvement des muscles correspondants. Le développement de nouvelles tumeurs, l'impuissance de l'iodure de potassium dans ce cas, conduisent à penser qu'ici l'élément scrofuleux vient s'ajouter à l'élément syphilitique.

Le 8 juin. Le malade accuse toujours de vives douleurs dans le petit doigt de la main gauche, au niveau de la tumeur déjà signalée; en examinant ce doigt, et en faisant exécuter à la seconde phalange sur la première des mouvements d'extension et de flexion, on constate un bruit de craquement qui indique que l'articulation est malade et que les surfaces articulaires sont dénudées.

Le 10 juin. Le traitement interne était successivement porté jusqu'à 6 gram. d'iodure de potassium par jour. On ponctionne la tumeur de la fosse sus-épineuse, il en sort un flot de pus mal lié; au toucher avec le stylet, on constate la dénudation de l'omoplate dans l'espace d'un centimètre environ.

Traitement local. Badigeonnage avec la teinture d'iode et cataplasmes.

Le 11 août. *Sortie du malade sur sa demande.*

On constata que la tumeur de la fosse sus et sous-épineuse était presque disparue, de même que celles de la région malaire et de la jambe droite.

Le malade continue son traitement.

OBSERVATION III.

G....., âgé de 60 ans ; profession, journalier ; tempérament sanguin, constitution bonne ; entre, le 13 avril, à l'hôpital du Midi, salle 1re, n° 9.

Antécédents. Chancres et bubon suppuré à droite en 1822. Deux ans plus tard, de nouveau des chancres ; le malade étant militaire, grenadier, 4e régiment de la garde, il entre à l'hôpital du Gros-Caillou, où on le traite par des frictions mercurielles aux cuisses ; il ne présentait pas de bubons suppurés.

En 1827, il entre de nouveau au Gros-Caillou pour un chancre du fourreau. — Pansement simple.

En 1835, blennorrhagie cordée et chancres multiples du gland, qui furent traités par un pharmacien.

En 1838, éruption générale sur tout le corps, croûtes dans les cheveux (sans démangeaisons) ; pas de traitement.

En 1847, le malade entre à l'hôpital du Midi, service de M. Vidal (de Cassis), pour des tumeurs gommeuses de la fosse sus-épineuse, de l'épaule droite, et de la poitrine, en avant du quatrième espace intercostal.—Iodure de potassium (?). Séjour de trois mois à l'hôpital, janvier, février et mars.

Au mois de janvier 1858, après avoir travaillé tout l'automne, chez des jardiniers, à Vaugirard, le malade s'aperçut d'une tumeur sur l'avant-bras droit, bord interne, complétement indolente ; un mois après, d'une autre au bras droit, bord interne du biceps, également indolente. Quelque temps après, engourdissement dans l'avant-bras et le petit doigt, ce qui détermine le malade à entrer dans le service de M. Ricord, le 13 avril.

État actuel. Cicatrice du chancre du fourreau, des tumeurs gommeuses de l'épaule et de la poitrine ; macules multiples cuivrées du dos. Au bord interne de l'avant-bras, on trouve une tumeur adhérente à la peau, sans changement de couleur de celle-ci, s'étendant à 2 centimètres au-dessus de l'épitrochlée, et 1 centimètre en bas, glissant difficilement sur les parties profondes, indolente au toucher transversal, douloureuse en pressant perpendiculairement à l'os ; la douleur suit le trajet du nerf cubital. Tumeur au bord interne du biceps droit, au tiers supérieur du bras, mobile sous la peau et sur les parties profondes, indolente même au toucher, dure, de la grosseur d'un œuf de pigeon ; pas de douleurs ostéocopes. — 2 grammes d'iodure de potassium par jour ; badigeonnage avec la teinture d'iode.

Ce traitement fut suivi jusqu'au 3 mai 1858, quand le malade sortit guéri.

OBSERVATION IV.

M....., âgé de 43 ans, maçon, entre, le 21 mai 1858, à l'hôpital du Midi, salle 2, n° 15.

Antécédents. Chancre mou avec bubon suppuré, il y a vingt-trois ans.

Blennorrhagie simple il y a environ quinze ans. Chancres indurés (deux), 1851. Traitement mercuriel prescrit par M. Vidal, dans le service duquel le malade était entré (170 pilules, deux mois de séjour à l'hôpital du Midi) ; le malade cessa alors tout traitement, et n'a depuis lors éprouvé aucun accident.

Il y a deux mois et demi, douleurs de tête et symptômes de congestion, étourdissement, fatigue et tiraillement des yeux, brouillard qui gêne la vision, qui empêche de lire ; étincelles qui voltigeaient devant les yeux ; il semble que le soir les objets sont mieux distingués, tandis qu'une vive lumière gêne la vision.

Depuis deux mois, il est survenu à la face dorsale de la main droite une tumeur qui a été ouverte, et qui a donné issue à du pus ; presque en même temps il se développa une autre tumeur tout à fait voisine, et qui ne fut pas ouverte. Le malade y appliqua des cataplasmes et bandelettes de diachylon.

Au commencement d'avril, le malade consulta M. Sichel pour son affection des yeux. Diagnostic : *amblyopie congestive avancée.* Le malade, qui s'était livré jusqu'alors quelquefois à des excès alcooliques, les cesse complétement.

État actuel. Cicatrice peu apparente des chancres ; on sent encore au toucher un peu de dureté du tissu cicatriciel, quelques ganglions cervicaux postérieurs développés.

Pupilles normalement dilatées, cependant la droite l'est plus que la gauche, mais toutes les deux contractiles ; pas d'injection de l'iris ni de la sclérotique.

A la main droite, sur la ligne médiane, au niveau de la face dorsale du troisième métacarpien, à peu près à l'union de sa moitié inférieure et supérieure, on trouve une tumeur grosse comme une noix, sans changement de coloration de la peau, qui adhère aux parties centrales de la tumeur, mais qu'on peut faire glisser sur elle vers les bords. Quand on saisit cette tumeur avec les doigts, on peut la faire glisser sur les parties profondes, et, lorsque le malade fléchit les doigts ou les étend, on s'aperçoit que cette tumeur suit les mouvements des tendons extenseurs, descend pendant la flexion et remonte durant l'extension. Fluctuation très-évidente. Au-dessous de cette tumeur et au niveau de la moitié inférieure du même métacarpien, en rapport également avec le tendon de l'extenseur du médius, autre tumeur présentant les mêmes caractères, si ce n'est qu'au-dessus l'épiderme est détaché, dû probablement à l'action des cataplasmes. Cette tumeur a été ouverte, elle est peu fluctuante, et, à son niveau, la peau est épaissie ; plusieurs fois depuis l'incision, elle s'est rouverte spontanément, et on en fait encore sortir du liquide séro-sanguinolent. Les tumeurs, pendant leur développement, et aujourd'hui même, n'ont jamais cessé d'être complétement indolentes, soit spontanément, soit à la pression. — 3 grammes d'iodure de potassium ; badigeonnage avec la teinture d'iode.

2 juillet, *sortie du malade*. Les tumeurs ont complétement disparu ; celle qui n'était pas ouverte s'est résolue complétement.

OBSERVATION V.

B....., âgé de 30 ans, garçon de salle ; tempérament sanguin, constitution bonne ; entre, le 28 mai 1858, à l'hôpital du Midi, salle 2, n° 16.

Antécédents. Chancre mou, il y a dix ans, cicatrisé rapidement après une cautérisation au nitrate d'argent ; pas de traitement interne. Un an plus tard, blennorrhagie suivie d'épididymite double.

Il y a huit ans, le malade contracta un chancre qui mit plus de deux mois à se cicatriser, en s'accompagnant, dans les aines, d'une adénopathie qui ne suppura point, mais qui fut très-volumineuse. Le malade fut soumis pendant un mois à un traitement mercuriel, fit usage de tisanes dépuratives ; l'ulcération fut pansée avec de la pommade au calomel.

Il y a six mois, le malade contracta une blennorrhagie. Il est intéressant de constater que ce malade n'avait remarqué aucun des accidents qui caractérisent la période secondaire, lorsque, six semaines avant son entrée à l'hôpital, il eut un mal de gorge qui alla toujours en augmentant. C'est alors qu'en s'examinant la gorge, il découvrit une ulcération, pour laquelle il vint réclamer des soins dans le service de M. Ricord.

État actuel. On constate une ulcération arrondie, taillée à pic, profonde, tapissée d'un fond grisâtre, ayant les dimensions d'une pièce de 50 centimes au moins, située sur la partie médiane du voile du palais, un peu au-dessus de la luette. Il n'existe aucun engorgement sous-maxillaire ni occipital. On trouve de plus aux jambes, dans la partie supérieure des muscles jumeaux, et surtout marqué à droite, un engorgement qui s'accompagne d'une douleur plus marquée pendant la flexion ; pas de douleurs ostéocopes. —

3 grammes d'iodure de potassium par jour ; gargarisme iodé à 2 centièmes ; teinture d'iode sur la jambe.

Le 2 juin. L'ulcération de la gorge est déjà changée d'aspect, elle perd sa teinte grisâtre ; la douleur surtout a notablement diminué, l'engorgement des muscles de la jambe a disparu.

Le 15, la plaie est en pleine voie de cicatrisation. *Sortie du malade*.

OBSERVATION VI.

M. X....., âgé de 24 ans ; tempérament nerveux, bonne constitution.

Pas de maladies graves antérieures.

En mars 1856, le malade contracta un chancre induré du reflet du prépuce. Adénopathie inguinale multiple, indolente, surtout à gauche, bientôt suivie d'adénopathie cervicale postérieure, sous-maxillaire et sous-axillaire.

Pansement du chancre avec la pommade mercurielle ; 30 pilules environ de composition inconnue.

Vers le mois de mai, accidents gutturaux et plaques muqueuses à l'anus ; syphilides squameuses, surtout palmaires. Au mois de juin, syphilides du front. Le malade commence un traitement avec les pilules de proto-iodure de mercure, formule de M. Ricord, poudre et pommade de calomel sur les plaques muqueuses ; le malade prit en tout un peu plus de 100 pilules. Ayant abandonné le traitement pendant quelques semaines, et les accidents gutturaux persistant, le traitement fut recommencé au mois d'octobre ; une pilule par jour, en y joignant 50 centigr. d'iodure de potassium jusqu'au mois de décembre 1858, quand tous les symptômes avaient disparu.

Janvier 1857. Rhumatisme articulaire aigu, à la suite d'un refroidissement ; le malade garde le lit cinq semaines.

Mai 1857. Blennorrhagie simple, qui céda aux injections en trois semaines ; le malade prit, pendant cette saison, 20 bains sulfureux.

Aucun accident ne reparut jusqu'en 1858, quand il s'aperçut d'une tumeur de la grosseur d'un petit œuf de pigeon, complétement indolente, adhérente à la peau, qui présentait une coloration brunâtre à ce niveau. Cette tumeur siégeait à la partie interne de la jambe droite, à peu près au tiers inférieur, entre le tendon d'Achille et le tibia, dans le tissu cellulaire sous-cutané ; cette tumeur, quoique adhérente à la peau, était très-mobile sur les parties profondes et disparut sans traitement aucun, ne laissant de trace qu'une macule brune violacée, persistante pendant un mois. Presque en même temps le malade s'aperçut d'une autre tumeur, ayant l'aspect d'un furoncle, mais complétement indolente, acuminée, adhérente à la peau, qui était cuivrée à cet endroit, à la cuisse gauche, partie externe, à un travers de main au-dessus du condyle du fémur. Quinze jours après, légère fluctuation : la partie centrale de la tumeur devient blanchâtre ; *le malade l'ouvre :* il en sort un pus mal lié, séro-sanguinolent, avec des grumeaux jaunâtres ; pas de pansement. Autour de l'ouverture artificielle il se formait des croûtes jaunâtres, provenant du pus desséché ; la suppuration, peu abondante, augmenta au bout de quelques jours ; les bords de l'ouverture devinrent lisses, et l'on avait autour, dans une circonférence de 3 à 4 centimètres, une sensation au doigt comme si la peau était décollée dans cette étendue ; mais on constata une absence complète de douleur, même de gêne, par suite du frottement des vêtements ou à la suite de fatigues, le malade chassant beaucoup. Il fit néanmoins quelques pansements avec l'*onguent de la mère,* la suppuration persistant toujours.

Le 8 novembre. Quelques jours après son arrivée à Paris, M. X..... éprouvait des douleurs dans le testicule gauche quand il croisait les jambes.

Le 15, il vint à la consultation de l'hôpital du Midi et présenta les symptômes suivants :

Albuginite et gonflement douloureux du corps d'Highmore à gauche, à peu près du volume d'une petite noisette ; douleur surtout prononcée au toucher; le testicule lui-même n'était pas augmenté de volume.

Cuisse gauche, partie externe : à un travers de main au-dessus du condyle du fémur, on sent une tumeur mal limitée, percée d'une ouverture fistuleuse au centre; la peau, à cet endroit, est d'une coloration brunâtre empâtée; la tumeur est indolente, mobile sur les parties profondes, peu douloureuse à la pression; il s'en écoulait une sérosité jaunâtre et un pus d'aspect grumeleux. *Ce liquide est soumis à l'examen microscopique, nous en donnons le détail plus bas.*

A la jambe droite, au niveau de l'ancienne gomme, existe une macule de coloration cuivrée. — 3 grammes d'iodure de potassium par jour; injection de teinture d'iode dans la tumeur.

Le 25. Il ne s'écoule plus rien de l'ouverture de la gomme; testicule beaucoup moins douloureux. On supprime les injections et on les remplace par des badigeonnages avec la teinture d'iode sur la tumeur.

Le 10 décembre. La tumeur est presque complétement résolue, l'ouverture est fermée; testicule revenu à l'état normal. Le malade continue à prendre 3 grammes d'iodure de potassium par jour.

Examen microscopique fait par M. Robin.

« La sérosité à peu près transparente, légèrement jaunâtre, renferme quelques globules de sang et un assez grand nombre de *leucocytes* pâles, peu granuleux. Quant aux grumeaux jaunâtres, semblables à du pus grumeleux, tant par la couleur que par la consistance, ils sont composés exclusivement, et cela d'une manière absolue, par les deux seuls éléments signalés ci-dessous : par une trame de fibres élastiques contournées, ramifiées, anastomosées, telles que celles que l'on trouve dans le tissu cellulaire sous-cutané; elles offrent çà et là les dimensions, la forme et la fréquence des anastomoses que l'on trouve dans la trame élastique du derme; les interstices de cette trame sont remplis par une substance amorphe,

grisâtre, finement et uniformément granuleuse. Dans ces granulations, les plus grosses offrent un centre brillant, jaunâtre, semblable
à celui qu'offrent partout les granulations graisseuses ; dans quelques points, existaient de grandes gouttes d'huile, telles que sont
celles qui sortent de cellules adipeuses brisées ; mais ce n'étaient pas
de véritables cellules adipeuses, bien que probablement ces gouttes
vinssent de cellules adipeuses détruites. La matière amorphe, finement granuleuse, signalée ci-dessus, provient sans aucun doute de
fibres lamineuses mortifiées ; on voit en effet le bourbillon des
furoncles et des anthrax constitué d'une manière identique aux grumeaux jaunâtres que nous venons de décrire. Il est probable aussi
que ce qu'on a appelé suppuration des gommes ramollies n'est point
une matière formée de globules de pus, mais une substance analogue à celle que nous venons de décrire, et provenant de la mor-
tification du tissu morbide. »

<h2 style="text-align:center">OBSERVATION VII.</h2>

(Observation publiée dans *l'Union médicale* du 20 janvier 1859, par M. le D^r E.
Baudot; recueillie dans le service de M. Hérard, à l'hôpital Lariboisière.)

C'est un cas remarquable de paralysie syphilitique double du moteur oculaire commun, causée par une tumeur gommeuse.

Le sujet, homme de 61 ans, avait contracté un chancre à l'âge de
18 ans, et n'avait pas présenté depuis d'autres manifestations syphilitiques, lorsque, il y a un an, la série des accidents paralytiques débuta
par une vive céphalalgie, dureté de l'ouïe ; puis successivement, strabisme divergent, diplopie, paralysie du voile du palais et paraplégie.

A son entrée dans le service de M. Hérard, salle Saint-Landry,
n° 24, le malade présenta l'état suivant :

« On constata la paralysie des deux releveurs de la paupière, un
strabisme divergent très-prononcé, la dilatation des pupilles, en
même temps que leur immobilité et leur insensibilité presque com-

plète à la lumière ; l'ouïe était beaucoup plus dure à droite qu'à gauche ; les deux jambes, très-faibles, pouvaient à peine soutenir le poids du corps (le malade avait été apporté sur un brancard) ; la sensibilité générale était intacte, excepté dans l'aile droite du nez, et dans les portions voisines de la joue et de la lèvre supérieure, où le malade accusait une sorte d'engourdissement.

«Enfin on remarquait à gauche, derrière l'angle de la mâchoire et un peu au-dessous, une tumeur dure, de la grosseur d'un œuf de dinde, non adhérente à la peau, peu mobile sur les tissus profonds, paraissant formée de plusieurs tumeurs plus petites et pressées les unes contre les autres, faisant saillie dans la cavité du pharynx, où elle repoussait en avant et à droite le pilier postérieur du voile du palais. Cette tumeur était peu douloureuse à la pression.

«Le malade se plaignait aussi d'embarras passagers de la parole, et cela depuis la seconde attaque de céphalalgie. A l'inspection de la bouche, on découvrit, sur la ligne médiane de la voûte palatine, une rougeur circonscrite, légèrement saillante, peu douloureuse ; elle était arrondie, et du diamètre d'une pièce de 20 centimes.

«Assez bon appétit ; pas de fièvre ; miction et défécation normales ; intelligence intacte et assez développée ; sommeil la nuit.

«M. Hérard, trouvant dans les antécédents du malade et dans l'ensemble des symptômes observés, des motifs suffisants pour admettre la nature syphilitique de cette paralysie, ordonna l'iodure de potassium, à la dose de 50 centigrammes ; cette dose est rapidement portée à 2 grammes.

«Au bout de huit à dix jours, la paupière gauche commençait déjà à se relever ; bientôt l'œil lui-même devint un peu mobile. L'amélioration était si rapide, qu'en une semaine au plus l'œil et la paupière étaient en grande partie revenus à leur état normal.

«Le malade quitte l'hôpital le 5 novembre, après un séjour d'à peu près six semaines, considérablement amélioré. Les objets ne paraissent plus inclinés, mais la vue est encore un peu trouble ; les pupilles sont égales et non dilatées ; les mouvements se font bien et en tous sens, même pour l'œil droit. Il n'y a presque plus d'engourdissement dans les parties de la face qui en étaient atteintes. La tumeur extérieure diminue toujours ; la marche est facile. »

Ce malade est rentré à l'hôpital, dans le service de M. Hérard, le 25 janvier 1859, et mort quelques heures après son entrée.

L'autopsie ayant été faite, la tumeur fut examinée par M. Robin, qui y reconnut tous les caractères des tumeurs gommeuses. Nous en donnons les détails plus bas. M. Hérard eut la bienveillance d'ajouter la note suivante à la pièce anatomique :

« Le malade, après être sorti du service le 5 novembre 1858, dans un état d'amélioration considérable, est venu mourir, le 25 janvier 1859, dans une sorte d'état comateux, après quelques jours de malaise et de récidive des accidents, de faiblesse et de somnolence. Comme résultat de l'autopsie, outre la pièce envoyée, rien autre à noter, si ce n'est une congestion généralisée des méninges, avec ramollissement de la surface cérébrale, des pédoncules cérébraux en particulier, des ventricules. Aucune lésion importante dans les viscères, si ce n'est une congestion des poumons et du foie. »

Nous avons eu entre les mains les pièces anatomiques de la tumeur de la base du crâne, sept jours après la mort du malade, et voici ce que nous avons trouvé :

Le crâne et la face ont été séparés en deux, il ne reste que la partie gauche ; seulement la scie n'a pas entamé la ligne médiane, et a laissé intacte la cloison des fosses nasales et le corps du sphénoïde, ainsi que l'apophyse basilaire. L'altération se fait remarquer en arrière des fosses nasales et à la base du crâne. Par la face supérieure, cette base présente une tumeur molle, s'étendant, d'une part, de la partie antérieure de la selle turcique, au milieu de l'apophyse basilaire, et, d'autre part, occupant latéralement toute la largeur du corps du sphénoïde. En avant, les apophyses clinoïdes antérieures ont été détruites ; les trous optiques ne sont pas oblitérés, mais entourés cependant par le tissu ramolli de la tumeur. En arrière du trou optique, on trouve la terminaison antérieure de l'artère carotide primitive, qui ne semble nullement altérée ; le nerf optique, à son entrée dans le trou optique, n'est plus en rapport immédiat avec la tumeur ; à la place de la selle turcique, est la partie moyenne de la tumeur, qui est un peu saillante et offre une surface convexe. Les apophyses clinoïdes postérieures ont également disparu, ainsi que la moitié antérieure de l'apophyse basilaire. Toutes ces parties sont remplacées par le même tissu mollasse. A gauche, la tumeur est limitée par la dure-mère, elle n'offre aucune saillie ; à droite, la tumeur est plus saillante, moins nettement limitée. On retrouve de chaque côté les nerfs de la cinquième paire en rapport immédiatement avec la tumeur ; le nerf moteur oculaire commun gauche est comprimé.

En ouvrant la coque fibreuse qui revêt le tissu mou, on retrouve à gauche l'artère carotide primitive ; dans l'intérieur du reste de la tumeur, on trouve un tissu mou, non liquide, et quelques parcelles d'os mobiles non altérés. Le scalpel pénètre très-facilement dans toute l'épaisseur, sans rencontrer d'obstacles que les portions osseuses citées. La dure-mère semble intacte. Le tissu morbide envahit les os palatins ; la tumeur médio-palatine tient à la tumeur centrale. Point de lésions du côté du conduit auditif ni du rocher.

A l'époque où la pièce nous a été remise, les tissus étaient devenus noirâtres, ce qui nous a empêché de donner une description plus nette et plus complète de la couleur propre du tissu ; cette lacune est comblée du reste par les détails qui suivent.

Examen microscopique fait par M. Robin, le lendemain de l'autopsie. « Le tissu des tumeurs était généralement grisâtre, demi-transparent ; il avait par place une teinte blanchâtre ; il offrait à peu près la consistance et le degré de friabilité du foie ; par l'écrasement ou le raclage, il se réduisait facilement en pulpe. L'examen de sa composition anatomique a montré qu'il était composé :

« 1° D'une matière amorphe, transparente, grisâtre, et uniformément granuleuse sous le microscope.

« 2° Cette substance était parcourue par place, mais non partout, de fibres du tissu lamineux plongé dans son épaisseur, quelquefois même difficile à apercevoir ; elles étaient accompagnées de quelques corps fusiformes fibro-plastiques, peu nombreux du reste.

« 3° Dans les parties blanchâtres, la matière amorphe était parsemée d'un certain nombre de granulations graisseuses et de quelques gouttes d'huile.

« 4° Les éléments les plus abondants de ce tissu étaient des cytoblastions représentant environ les 8 dixièmes de la masse du tissu. Ces éléments étaient uniformément distribués dans la substance amorphe et entre les fibres de tissu lamineux ; ils étaient écartés les uns des autres par une distance égale à leur propre largeur à peine ; par leur grand nombre et par leur distribution, ils donnaient à la préparation un aspect d'uniformité de composition des plus remarquables. Ces éléments offraient leurs caractères habituels de volume, de forme et de structure. La variété noyaux libres de cet espèce d'élément était, comme à l'ordinaire, la plus abondante ; on y trouvait cependant quelques cytoblastions de la variété cellule. Le corps de la cellule était pâle, transparent, finement grenu, large de 8 à 11 millièmes de millimètre ; presque toutes ces cellules étaient sphériques, quelques-unes ovoïdes, un plus petit nombre anguleuses. Les noyaux avaient un contour net, généralement foncé ; aucun n'offrait de nucléole ; dans quelques-uns, les granulations étaient rapprochées, presque cohérentes, difficiles à distinguer les unes des autres.

« 5° On y rencontrait quelques rares éléments embryoplastiques, de forme allongée et ovoïde, dont quelques-uns étaient pourvus d'un petit nucléole brillant.

« 6° On y trouvait enfin quelques rares leucocytes (globules du pus) ; la présence de ces derniers éléments est assez ordinaire. »

HISTORIQUE.

Les tumeurs gommeuses ont été étudiées à une époque très-reculée ; cependant, pour en avoir une description assez complète, on doit consulter les auteurs du siècle dernier.

Ainsi, en 1536, on trouve, dans le poëme de Fracastor, « qu'il avait observé certaines maladies dans lesquelles les membres étaient déformés par des tumeurs d'où s'écoulait un liquide nauséabond, visqueux et blanchâtre. » Est-ce de la maladie vénérienne dont il veut parler et des accidents qui nous occupent ? Une telle description ne peut nullement éclaircir le doute.

Dans le *Lexicon* de Castelli (Genevæ, 1746), on trouve, article *Gumma* : « Gumma quoque notat tumorem, vel tuberculum durius, « plerumque indolens, in lue venerea, periosto adherens, a materia « viscida congelata et corrupta succi nervosi, aut potius lymphæ obor- « tum ; de quo affectu vide Aquapendente (*Tr. de operat. chirurg.*, « tit. *de Gummatibus*) et Van Helmont (tr. *Tumulus pestis*, § *Præ- «parata sedes*). »

Boerhaave, dans son *Tractatus medicus de lue aphrodisiaca*, etc. (Leyde, 1728), donna une description déjà très-complète des gommes du tissu cellulaire. Pour lui, ces tumeurs étaient le signe d'une constitution profondément infectée. Il cite entre autres l'observation d'un jeune homme qui en présentait plusieurs sur le dos ; il décrit l'indolence du début, l'état sain des parties environnantes, et les différences qu'elles présentent avec les carcinomes. Le caractère visqueux du liquide qui s'écoule de ces tumeurs n'avait point échappé à son observation ; il le compare à du *suif fondu*, et note la sensation de viscosité qu'on éprouve en le pressant entre les doigts. Il dit aussi que, quand on guérit un tel ulcère, la peau s'unit au muscle sous-jacent, et qu'il reste une cicatrice toujours difforme et indélébile. Il proscrivait l'excision ou la destruction par le caustique, et préférait laisser ces tumeurs suivre leur marche et n'appliquer que des topiques émollients, qu'il avouait du reste comme très-insuffisants quand ces tumeurs sont nombreuses et que le mal est invétéré ; dans ces cas, il prescrivait son traitement général. On trouve aussi dans son ouvrage une description des lésions osseuses, auxquelles il appliquait le nom de *gummi, nodus, exostoses.*

Van Swieten (*Commentaria in Hermanni Boerhaave aphorismos,* t. V, p. 438 ; Paris, 1773) donne une description des périostoses gommeuses ; il compare, après avoir décrit la marche, le liquide qui s'en écoule, à la gomme qui coule de l'écorce de l'arbre. Il cite un cas de gomme siégeant à la tempe gauche, qui rendait impossible l'abaissement de la mâchoire ; il décrit un autre cas de périostose gommeuse du tibia, rapporté par Ten Rhyne.

Astruc, dans son *Traité des maladies vénériennes* (trad. de Louis, 1777), donne une description assez détaillée. Il attribuait la formation de ces tumeurs à un épaississement de la lymphe sous l'influence du virus syphilitique, et leur donnait différents noms, suivant leur siége. Il les nommait *gommes* quand elles affectaient le tissu cellulaire, *nodus* dans les tendons, *ganglions* dans les nerfs, et *tophus* dans les ligaments des jointures ; suivant la forme et la consistance, il les appelait *athéromes, mélicéris, stéatomes,* et elles pouvaient, suivant lui, dégénérer en cancer, abcès ou ulcère.

Dans le *Lexicon* de Blancard (1777), cette affection se trouve ainsi mentionnée : « Gumma gallicum, gummi, gummositas, est « tumor durus plerumque indolens, in variis partibus corporis præ- « cipue in cranio natus, sub quo latet ossis quædam exesio seu erosio « gummi consistentiam habens, in lue venerea aliisque morbis. »

John Hunter, dans le *Treatise on the venereal disease* (1), dont la première édition remonte à 1786, donne une description plus exacte qu'on ne l'avait fait jusqu'alors des différents accidents produits

---

(1) *Loc. cit.,* édit. 1859, p. 621.

par la syphilis; on lit dans cet ouvrage remarquable qu'il a vu des inflammations qui se produisent dans une période avancée de la syphilis, qui arrivent rarement à suppuration, qui restent comme à la période adhésive, et, quand elles suppurent, ne donnent pas de véritable pus, mais une matière visqueuse. Il dit que dans certains cas on voit des *nodus*, soit sur les tendons, soit sur les os, durer pendant des années sans produire la moindre suppuration.

Cullerier (1817) publia, sous le titre de *Gomme, gummi, apostemata gummosa*, un article dans le *Dictionnaire de médecine* en 60 volumes.

M. Lagneau publia en 1824 un article dans le *Dictionnaire des sciences médicales* en 21 volumes, art. *Gomme*, et en 1832 son *Traité pratique des maladies syphilitiques*, où il donne une description superficielle des tumeurs gommeuses.

Depuis cette époque, l'étude de la syphilis entra dans une nouvelle phase, grâce aux travaux de M. Ricord; il donna une description complète de la symptomatologie, du traitement, de la nature de la maladie qui nous occupe. M. Ricord considère la tumeur gommeuse comme des dépôts plastiques, susceptibles de disparaître quelquefois par l'emploi d'un traitement approprié, sans arriver à suppuration. Il rejeta bientôt l'excision, méthode employée lorsqu'il commença ses recherches; il distingua différentes périodes dans la syphilis, et pour chacune il institua un traitement particulier. C'est grâce à ses recherches que l'iodure de potassium prit un rang important dans le traitement de cette maladie, et fut spécialement affecté aux accidents tertiaires; depuis, les nouvelles recherches n'ont fait que confirmer la valeur de ce médicament, et on peut le considérer maintenant comme le véritable antidote des accidents tardifs de la syphilis.

C'est aussi de cette époque que datent les travaux de M. Cazenave, qui, dans son *Traité des syphilides*, donna une description détaillée des tumeurs gommeuses.

M. le professeur Bouisson, de Montpellier, fit paraître un article sur les tumeurs syphilitiques des muscles (*Gazette médicale de Paris*,

1846), et reprit ce travail dans son ouvrage : *Tribut à la chirurgie*, 1858. Dans cet ouvrage, M. Bouisson émet, sur la nature de la maladie, des idées que nous avons discutées précédemment.

Nous avons puisé de précieux renseignements dans les travaux remarquables de MM. Gubler et Depaul sur les affections syphilitiques du foie et des poumons ; M. Richet a signalé les tumeurs syphilitiques du sein et des ovaires (*loc. cit.*, 1857).

Dans les *Métamorphoses de la syphilis*, par Yvaren, nous avons trouvé plusieurs observations qui se rapportent à notre sujet de thèse.

En 1858, deux thèses furent soutenues à la Faculté de Paris, par MM. Saint-Arroman et Prosper Thévenet, sur les tumeurs gommeuses du tissu cellulaire et des muscles.

Dans le *Lehrbuch der pathologischen Anatomie*, von Carl Rokitanski (3ᵉ édition, 1855), le savant professeur de Vienne fixe l'attention sur l'altération du foie due à la syphilis (page 328).

M. Virchow a fait des recherches sur les tumeurs gommeuses, et semble, autant que nous avons pu en juger par ce que nous avons lu de ses travaux sur les tumeurs gommeuses des muscles, considérer cette affection comme un produit nouveau, qui vient s'interposer entre les fibres musculaires, et défendre la même opinion que MM. Lebert et Robin (1).

Nous avons trouvé peu de documents qui se rapportent directement à notre sujet d'étude dans les auteurs anglais.

Mais, dans les bulletins de différentes sociétés et les journaux de médecine français, nous avons trouvé plusieurs observations, dont quelques-unes sont accompagnées de la description des éléments pathologiques ; nous les citons plus en détail, art. *Histologie*. On doit surtout les études microscopiques à MM. Lebert, Robin et Verneuil. Dans les leçons cliniques de MM. Ricord, Nélaton, Maisonneuve, etc., nous avons puisé de précieux renseignements cliniques.

---

(1) *Clinique européenne*, 5 février 1859.